MÉMOIRE

SUR

L'ŒIL ARTIFICIEL

A RÉFRACTIONS CYLINDRIQUES

DE

E. GRAND

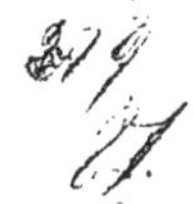

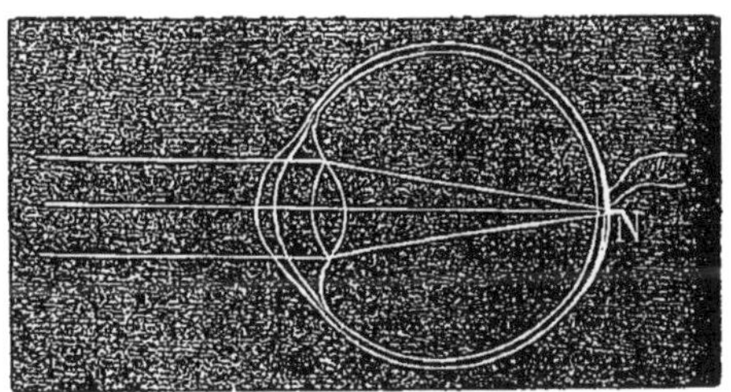

CHEZ L'AUTEUR, 30, RUE SAINT-DIZIER

NANCY

MÉMOIRE

SUR

L'ŒIL ARTIFICIEL

A RÉFRACTIONS CYLINDRIQUES

DE

E. GRAND

CHEZ L'AUTEUR, 30, RUE SAINT-DIZIER

NANCY

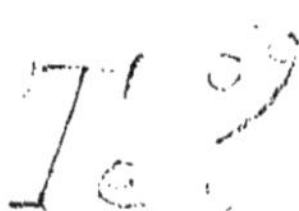

Nancy — Imprimerie Paul SORDOILLET, rue Saint-Dizier, 51.

MÉMOIRE

SUR

L'ŒIL ARTIFICIEL A RÉFRACTIONS CYLINDRIQUES

En 1875 nous avons offert aux professeurs de physique médicale et aux oculistes un œil théorique pour démontrer artificiellement la réfraction de la lumière dans l'œil atteint d'astigmatisme, résultat immédiat d'une inégalité de réfringence dans les principaux méridiens de la cornée.

L'appareil se compose d'un sphéroïde en cuivre dont la partie antérieure porte tout le système dioptrique. La cornée assymétrique est associée à un cylindre — 10 dont l'effet combiné à un cylindre + 10 placé derrière l'iris donne tous les foyers cylindriques de la trousse (1).

Comme dans la lentille de Stokes les degrés d'astigmatisme sont donnés par les angles que font entre eux les axes des deux cylindres.

(1) La densité ou indice de réfraction du verre employé pour le système dioptrique est égal à 1,538.

Pour éviter le calcul nous avons placé sur la moitié supérieure du cercle divisé les valeurs correspondantes exprimées en dioptries et demi-dioptries. Sur la moitié inférieure du cercle, sont divisés des degrés de 0 à 180, ils indiquent la direction de l'astigmatisme.

Nous avons cherché pour être exact à rendre l'appareil aussi anatomique que possible en lui donnant des dimensions rigoureusement proportionnelles à celles de l'œil humain. D'après Brewster, l'œil humain a un axe antéro-postérieur de 24 millimètres, notre œil artificiel grossi trois fois, a donc $24 \times 3 = 72$ millimètres.

Nous pouvons le décomposer ainsi :

1º La cornée a un rayon de courbure de 24 millimètres.

2º Épaisseur de la cornée.................. 3

3º La chambre antérieure comprise entre la cornée et le centre de la cloison de l'iris...... 9

4º La chambre postérieure comprise entre l'iris et la surface antérieure du cristallin...... 3

5º Axe ou épaisseur du cristallin........... 15

6º Rayon de courbure de la surface antérieure du cristallin, 0,30.

7º Rayon de courbure de la surface postérieure du cristallin, 0,18.

8º Distance de la surface postérieure du cristallin à la rétine............................ 42

$$\overline{\quad\quad 72\quad\quad}$$

Quoique notre appareil ait été fait spécialement
pour l'étude des réfractions cylindriques, le dispositif
permet de faire un certain nombre d'expériences.
Ainsi nous pouvons au moyen d'une vis diminuer ou
augmenter la longueur de son axe, c'est-à-dire produire une hypermétropie et une myopie de 3 dioptries. L'accommodation que nous ne pouvons repro-
duire anatomiquement, puisqu'il s'agit d'une action
musculaire, sera suffisamment démontrée par l'ad-
jonction d'un ménisque convergent appliqué sur la
face antérieure du cristallin (1).

Les différences de la réfraction fixe (hypermétropie
et myopie) concommitante avec l'astigmatisme, nous
donnera l'occasion d'étudier l'influence des verres
sphéro-cylindriques sur la vision ; la *fente sténo-
péïque* de Donders nous indiquera la direction du
méridien en défaut de réfraction. Enfin les images
ophthalmoscopiques qu'on peut recueillir en plaçant
au fond de l'appareil des papilles colorées seront
étudiées avec autant de facilité que le permettent les
dimensions de l'instrument. En avant de l'œil nous
avons placé un porte-lentille à deux branches dont
chaque extrémité supporte un cylindre, soit : 4
cylindres n^os + 0,50, + 3,50, — 4,50, — 6,
donnant, seuls, et par combinaison les valeurs sui-
vantes :

$$1^o + 0,50 = + 0,50.$$

(1) Le ménisque appliqué sur le cristallin augmente sa valeur
réfringente de + 2,25.

$$2^o \quad \left\{ \begin{array}{c} + \ 3{,}50 \\ - \ 4{,}50 \end{array} \right. = \ - \ 1{,}00.$$

$$3^o \quad \left\{ \begin{array}{c} + \ 3{,}50 \\ - \ 6 \end{array} \right. = \ - \ 2{,}50.$$

$$4^o \quad \quad + \ 3{,}50 \ = \ + \ 3{,}50.$$

$$5^o \quad \left\{ \begin{array}{c} + \ 0{,}50 \\ - \ 4{,}50 \end{array} \right. = \ - \ 4.$$

$$6^o \quad \quad - \ 4{,}50 \ = \ - \ 4{,}50.$$

$$7^o \quad \left\{ \begin{array}{c} + \ 0{,}50 \\ - \ 6 \end{array} \right. = \ - \ 5{,}50.$$

$$8^o \quad \quad - \ 6 \quad \ = \ - \ 6.$$

La tige mobile du porte-lentille est divisée en millimètres, ce qui permet de placer le verre correcteur en deçà, au delà et sur le point nodal situé à 15 millimètres en avant de la cornée.

Voici les expériences qu'on peut faire avec notre œil artificiel :

1° Emmétropie. — Plaçons au moyen de la vis la petite flèche gravée sur le globe de l'œil à la lettre E, elle correspond au zéro ; la rétine est située juste au *foyer principal* du système dioptrique et reçoit les images (ainsi que cela se passe dans l'œil), dans une situation renversée.

Ceci a lieu à la condition que la pupille, étant dirigée vers un objet éclairé et éloigné d'au moins deux ou trois mètres (1) jusqu'à l'infini, reçoive des

(1) Pour nos expériences, nous avons choisi la nouvelle échelle de Giraud-Teulon.

rayons parallèles, dont le point d'intersection est situé en N (fig. I).

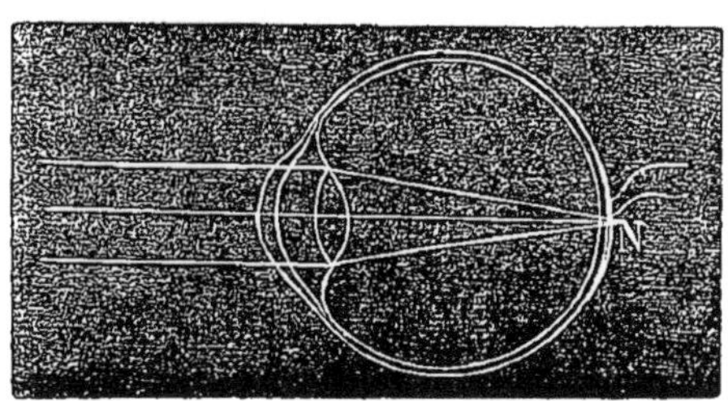

Rapprochons l'objet de l'œil ou l'œil de l'objet à une distance maximum de 36 centimètres; les images rétiniennes s'élargissent et deviennent confuses, parce que le foyer *conjugué* est situé en un point invisible, situé au delà de la rétine.

Adaptons l'œil pour cette nouvelle distance, en appliquant un ménisque convergent contre la partie antérieure du cristallin, en un mot, mettons en jeu l'*accommodation* et les images reprenant leur place au foyer commun, reprennent aussi leur netteté.

Ici le pouvoir réfringent de l'œil est facultatif par l'addition ou la soustraction d'une valeur positive déterminée : c'est l'œil *emmétrope*.

2° MYOPIE. — Plaçons la petite flèche sur le chiffre 2 de la division correspondante à M, nous avons une myopie de deux dioptries; ici le foyer du système dioptrique est situé en deçà de la rétine au point T (fig. 2) et les images sont confuses ;

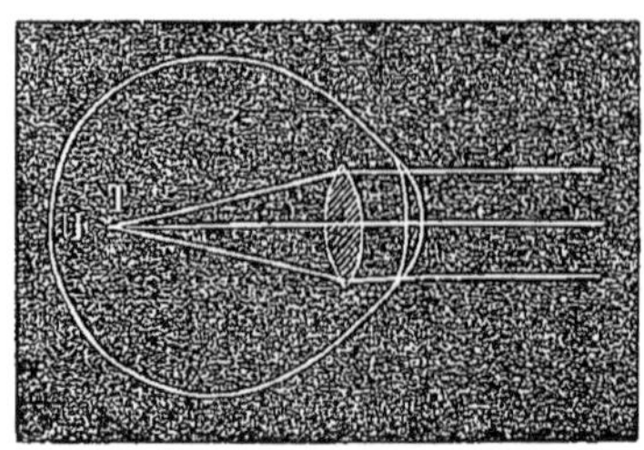

l'œil est trop réfringent par rapport à sa longueur.

Rapprochons l'objet de l'œil, ou inversement, et les images deviennent nettes, le foyer conjugué, par les lois physiques qu'on connaît, étant rapproché de la retine U. Tel est le cas de l'œil myope. Cependant l'œil n'a pas accommodé pour cette distance comme dans l'exemple précédent : nous pouvons le comparer à un appareil d'optique à réfraction fixe. En effet, l'œil myope accommode peu ou point, s'il pouvait accommoder pour une distance plus grande que son *punctum remotum,* il deviendrait encore plus myope. Nous ne pouvons donc corriger la myopie à distance sus-indiquée que par un verre négatif — 2 dioptries que nous plaçons au point nodal.

Dans ces conditions l'œil corrigé devient emmétrope et peut faire usage de son accommodation, ainsi que nous pouvons le constater en répétant l'expérience du ménisque convergent.

3° HYPERMÉTROPIE. — Imprimons à notre œil une hypermétropie de trois dioptries. Pour cela faire, plaçons la petite flèche devant la lettre H sur le chiffre 3 de la division. Dans cette situation les images sont troubles parce que l'œil n'étant *pas assez réfringent* par rapport à sa longueur, le foyer du système dioptrique se trouve situé en un point invisible S (fig. 3), au delà de la rétine.

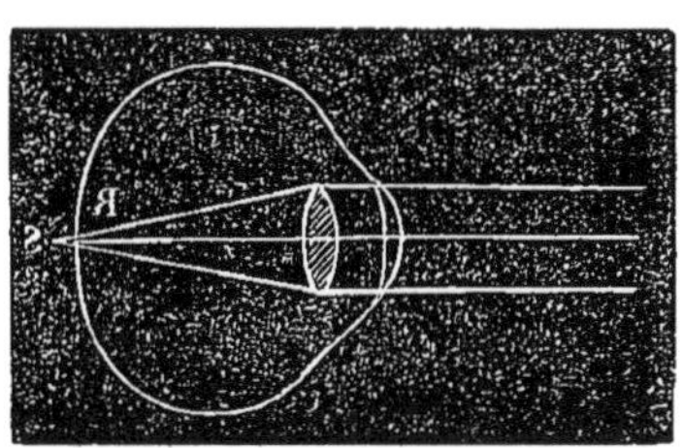

Essayons d'avancer puis d'éloigner graduellement l'échelle qui sert d'objet d'épreuve, les images rétiniennes restent toujours troubles, il nous faut avoir recours à l'accommodation ; en effet, si nous appliquons le ménisque qui représente à peu près le déficit de réfringence de notre hypermétropie, l'œil se retrouve apte à réunir des rayons parallèles sur la rétine. Ici notre hypermétropie est *latente*, puisqu'elle est masquée et compensée par l'accommodation. Mais supposons à notre œil un état de presbytie avancé qui rende nulle l'accommodation : l'hypermétropie est *manifeste*, nous devrons donc corriger celle-ci par le verre correcteur qui donne l'image la plus nette ; ce verre dans l'exemple présent devra nécessairement avoir une valeur positive de + 3 dioptries.

4° ASTIGMASTISME MYOPIQUE SIMPLE. — Amenons l'axe du premier cylindre cornéen déterminé par un trait rouge sur une des divisions du limbe supérieur ; prenons par exemple le chiffre 2,50 de gauche, nous avons un astigmatisme myopique de 2,5 dioptries que nous corrigeons en plaçant devant l'œil les cylindres suivants : + 3,50 — 6 = 2,50.

Nous remarquons qu'en laissant les axes à 0, la correction n'a pas lieu, cela tient à ce que nous avons déplacé l'axe des cylindres par la rotation de la cornée.

Le trait blanc inférieur de celle-ci nous montre le chiffre 60° du limbe gradué, nous prendrons la moitié de cet angle, soit 30°, et nous aurons l'orientation de l'astigmatisme.

Cette soustraction nous est imposée par la bissectrice qui tient le milieu entre les deux points de repères interne et externe ; c'est donc à 30° que nous dirigerons, en les associant, les axes de nos cylindres correcteurs.

Nous désignerons :

$$\text{As, M } \frac{1}{2,50} \text{ corrigible avec C } - \frac{1}{2,50} \text{ axe } 30°,$$

on peut imprimer à l'œil artificiel les divers degrés d'astigmatisme de 0 à 6 dioptries ; mais à partir de 3,50 dioptries on devra remplacer la rétine par l'écran à coulisse, à moins que de rendre l'œil plus myope par l'addition d'une lentille convexe appropriée, des difficultés de construction ne nous ayant pas permis de donner à notre appareil une amétropie plus élevée que 3 dioptries.

5° ASTIGMATISME MYOPIQUE COMPOSÉ. — Procédons comme dans l'exemple précédent et imprimons à notre œil un astigmatisme de 4 dioptries, puis allongeons son axe de façon à lui donner une myopie de 3 dioptries. Nous commencerons par corriger à peu près l'astigmatisme, en combinant devant l'œil + 0,50 — 4,50 = 4. Amenons les axes dans la direction supposée de l'astigmatisme et nous obtenons déjà des images plus nettes, mais la correction n'est pas complète, même en neutralisant la myopie, parce que, nous l'avons dit plus haut, le foyer maximum de notre œil artificiel est reporté au delà de la rétine ; nous remplacerons donc celle-ci par l'écran mobile, ou ce qui est plus prompt, nous rendons notre œil artificiel plus myope d'une dioptrie.

Nous désignerons :

$$M\,\frac{1}{4} + A\,m,\ \text{corrigible avec} - 4 \subset c - 4.$$

6° ASTIGMATISME HYPERMÉTROPIQUE simple et composé :

Pour l'astigmatisme simple et composé nous procéderons de même, mais dans un ordre opposé, en substituant les cylindres convexes aux cylindres concaves et en diminuant l'axe antéro-postérieur de l'œil.

Dans le premier cas on choisira le cylindre + 0,50, dans le second $\subset$ + 3,50 et + 3,50 c. Nous pensons que les deux valeurs de notre combinaison suffisent pour la démonstration; on peut du reste les reporter jusqu'à + 6 dioptries, en les empruntant à la trousse d'oculiste.

7º DÉTERMINATIONS OPTOMÉTRIQUES. — Supprimons notre rétine artificielle ainsi que le cristallin et plaçons en avant de la cornée un diaphragme à ouverture circulaire du diamètre de l'iris, afin d'éviter les reflets de la cornée. Ceci fait ajustons notre objet d'épreuve à 8 ou 10 centimètres de l'œil et nous avons devant nous un optomètre. L'observateur ou l'observé tournera la cornée libre jusqu'à ce que les lignes deviennent plus nettes, les index, comme dans les exemples précédents, donneront du même coup, le degré et l'orientation de l'astigmatisme.

Faisons nous-même l'expérience en nous rendant astigmate au moyen d'un cylindre — 3,50, l'axe étant incliné à 30º, le rayon perpendiculaire à cet axe, soit 150º, sera vu nettement sur le tableau, puisque les rayons lumineux qui traversent notre méridien 30º sont parallèles, tandis que les autres méridiens de notre œil sont hypermétropes.

Supposons que le degré de notre astigmatisme ne soit point connu, l'optomètre va nous le révéler à l'instant. Tournons à gauche la cornée libre de l'œil artificiel jusqu'au moment où l'image de l'échelle semble la moins trouble, puis complétons par la rotation des deux cylindres cornéens au moyen de la petite patte soudée à la virole. Quand toutes les lignes du cadran seront de la même netteté la correction sera complète ; nous n'aurons plus qu'à faire deux lectures : la première, sur le limbe supérieur, nous donnera le degré de l'astigmatisme ; la seconde, sur le limbe inférieur, nous donnera la direction, soit :

As, H, $\times$ 3,50, axe 30°.

On voit d'après les leçons précédentes faites expérimentalement, que notre œil artificiel en tant qu'optomètre est suffisant pour la pratique, il dispense de la trousse de verres et de la lunette d'essai. Il va sans dire qu'il ne peut rendre les mêmes services que l'ingénieux appareil du Dʳ Javal, mais il peut servir comme premier jalon dans la plupart des cas. Ce n'est qu'à ce titre que nous le proposons aux hommes qui professent l'oculistique.

8° PROJECTION DES IMAGES D'APRÈS LA THÉORIE DE STURM. — Profitons de l'absence du cristallin et de la rétine et plaçons un écran de papier blanc à 33 centimètres, distance du foyer minimum de notre cornée astigmate artificielle, nous recueillerons les images de dispersion produites par la réfraction de celle-ci.

Voici d'après Donders les formes successives que présenteront les sections du cône lumineux :

Au foyer principal du maximum de courbure correspondant au méridien vertical, l'image de diffusion sera une ligne droite verticale, au foyer minimum de courbure correspondant au méridien horizontal ; l'image de diffusion sera une ligne droite horizontale résultante des rayons réfractés dans ce même méridien. L'intervalle qui sépare ces deux points et qu'on nomme *intervalle focale de Sturm* présentera des taches de diffusion à forme elliptique ; le grand axe est tantôt allongé dans l'horizontale, tantôt dans la verticale, enfin la distance qui limite ces deux points présente une tache où les deux foyers sont croisés.

EXPÉRIENCE OPHTHALMOSCOPIQUE. — Remettons en place notre cristallin, ainsi que la rétine dans laquelle nous placerons une cupule de carton, représentant une papille colorée. Les maniements de l'ophthalmoscope, rendus faciles par les dimensions de l'appareil et l'astigmatisme qu'on peut produire à volonté, en rendront les exercices très intéressants.

www.ingramcontent.com/pod-product-compliance
Ingram Content Group UK Ltd.
Pitfield, Milton Keynes, MK11 3LW, UK
UKHW020650120726
13658UKWH00006B/2381